CONSIDÉRATIONS

SUR LE DÉVELOPPEMENT

DU

TISSU OSSEUX

ET SUR LES LÉSIONS ÉLÉMENTAIRES

DES CARTILAGES ET DES OS

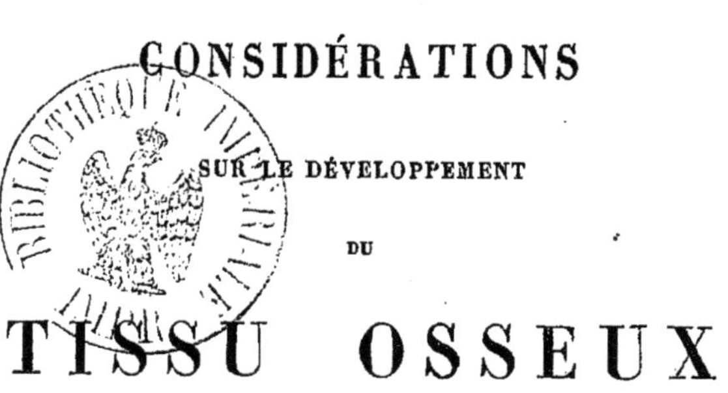

Paris. — A. PARENT, imprimeur de la Faculté de Medecine, rue Monsieur-le-Prince, 31.

tés très-sérieuses. Je crois pourtant que ces difficul-
tés peuvent être surmontées ; j'ai essayé de le faire,
et ce sont les résultats auxquels je suis arrivé qui
formeront la principale partie de ce travail.

Voyons d'abord en quoi les opinions des auteurs
présentent des divergences. Kölliker pense que,
dans l'ossification aux dépens du cartilage, le corpuscule osseux provient directement d'une cellule
cartilagineuse et que la substance osseuse n'est
autre chose que la substance fondamentale du cartilage infiltrée de sels calcaires. M. Rouget formule
la même opinion dans des termes très-précis : « Il
n'y a point, à proprement parler, d'éléments osseux,
il n'y a que des éléments qui subissent la transformation osseuse. » Virchow considère le tissu osseux
comme une des formes de la substance conjonctive,
et admet dès lors que tous les éléments cellulaires
des tissus fibreux, cartilagineux et médullaires peuvent devenir directement ou indirectement des corpuscules osseux. Cette manière de voir est la plus
large en ce sens que, la théorie cellulaire étant admise, il n'est pas possible de supposer un seul cas de
formation d'ostéoplastes qui ne puisse y rentrer. L'o-
pinion de M. le professeur Robin n'est pas aussi différente de celle de Kölliker qu'on pourrait le croire de
prime abord. « Un dépôt de sels terreux remplit la substance transparente du cartilage et donne naissance
à la substance fondamentale de l'os, qui est d'abord
granuleuse et peu à peu de plus en plus homogène.
Les cavités du cartilage donnent naissance aux

ostéoplastes ; ou mieux les ostéoplastes dérivent des cavités cartilagineuses dont les corpuscules ou les cellules, suivant le cas, se résorbent, disparaissent pour n'être remplacés que par un liquide plus clair qui remplit l'ostéoplaste, etc. » (*Mémoires de la Société de biologie*, 1850.) Des expressions mêmes de cet habile anatomiste il résulte que pour lui la substance osseuse est l'ancienne substance cartilagineuse infiltrée de sels calcaires et que les ostéoplastes sont les anciennes capsules de cartilages débarrassées de leurs cellules.

Pour H. Müller, la substance osseuse n'est pas une simple modification de celle du cartilage : c'est un produit nouveau sécrété par des éléments nouveaux aussi, provenant bien du cartilage, mais ayant subi des modifications qui changent complétement leurs propriétés vitales. « Il est vraisemblable, dit cet auteur, que la couche fondamentale de l'os vrai est sécrétée par les cellules étoilées (ostéoplastes). »

Examinons de quels faits ces auteurs se sont servis pour étayer leur manière de voir.

— Kölliker, renonçant à débrouiller les phénomènes qui se passent dans le cartilage au moment où il s'infiltre de sels calcaires pour devenir peu après de l'os parfait, cherche à suivre cette évolution sur les os rachitiques. Il est facile de suivre les différentes phases qu'il indique et qui ont été si minutieusement décrites par M. Broca ; mais on ne saurait en tirer aucune conclusion légitime pour le développement physiologique du tissu osseux normal, car il faudrait prouver à l'avance que le rachitisme ne détermine aucune modification importante dans l'ossification.

— A la limite des os complétement développés et des cartilages diarthrodiaux, de certains ligaments et de certains tendons, on trouve des capsules de cartilage infiltrées de sels calcaires. Ces capsules deviennent transparentes après l'addition d'un acide et laissent voir alors une ou plusieurs cellules étoilées qui ont été considérées comme des corpuscules osseux en voie de développement. Il n'est pas besoin de faire remarquer que ce fait n'a pas de valeur ; il n'y a pas là, en effet, ossification du cartilage, puisque l'os a achevé son développement.

— Dans la couche de prolifération du cartilage précédant l'ossification, couche chondroïde de M. Broca, certaines cellules deviennent irrégulières et se montrent alors avec une forme qui rappelle celle des corpuscules osseux. Mais, quand on y regarde d'un peu près, on ne tarde pas à s'apercevoir que la ressemblance n'est pas réelle, car les cellules étoilées, qui se montrent alors dans les capsules, ne sont que des cellules ratatinées, revêtant les formes les plus diverses.

— Quant à l'observation directe des phénomènes

qui se passent dans un cartilage au moment où il subit l'ossification, presque tous les auteurs gardent sur ce sujet une sage réserve. Voici ce qu'en dit Virchow : « Pour que le cartilage calcifié se change en os véritable, il faut que chaque cavité de cartilage dans laquelle se trouve une cellule se transforme en une lacune anguleuse rayonnée de l'os. Ce processus est extrêmement difficile à étudier : en coupant la masse calcaire, il se forme des cassures et des débris qui empêchent de voir ce que l'on met sous l'objectif. C'est ce qui nous explique pourquoi on a discuté jusqu'ici et on discutera encore ce point de développement. » Puis il ajoute : « Je crois, pour ma part, qu'en certains endroits le corpuscule osseux provient directement du corpuscule de cartilage. » (*Path. cell.*, page 350.)

Kölliker n'est pas plus affirmatif. Il s'exprime ainsi : « Quant aux transformations ultérieures (des capsules calcifiées), quoiqu'il ne m'ait point été donné de les constater avec une certitude complète, elles s'accomplissent, je le pense, comme dans les os rachitiques » (*Histol.*, p. 274).

— Les faits sur lesquels H. Müller établit sa manière de voir sont réels, et ne sont pas seulement un produit de l'art, comme l'affirme Lieberkühn (*De l'Ossification des cartilages hyalins*, cité par M. Robin, in *Journal d'anat.*, t. I, p. 517).—Virchow les admet du reste en partie : « Elles (les cellules de cartilage) peuvent former d'abord le tissu médul-

laire et se transformer ensuite en tissu osseux »
(*Path. cell.*, p. 34). Il me paraît incontestable que le
tissu ostéoïde, qui toujours précède le tissu osseux,
est formé par des trabécules ne contenant aucun
élément cellulaire, trabécules limitant des espaces
qui ne renferment plus à un certain moment aucune capsule de cartilage, mais seulement de la
moelle embryonnaire. Les ostéoplastes, dans ce cas,
ne sauraient donc provenir des capsules de cartilage, puisque celles-ci n'existent plus alors que
ceux-là commencent à se former. Ces faits s'observent très-bien quand, avant de faire des coupes, on
a laissé la pièce macérer cinq ou six jours dans l'a-
cide chromique.

Ce simple aperçu sur la manière différente dont
les auteurs entendent la formation du tissu osseux
aux dépens du cartilage, montre combien il est difficile de se faire une opinion sur l'ossification en
général. Aussi, avant d'entrer dans le cœur de mon
sujet, je crois devoir indiquer rapidement les différentes modifications que les cartilages peuvent
éprouver tant à l'état physiologique qu'à l'état pathologique. De cette façon, on pourra apprécier plus
exactement le travail d'ossification dans ce qu'il y a
d'essentiel.

MODIFICATIONS QUI SURVIENNENT DANS LES CARTILAGES.

On sait aujourd'hui que les cartilages jouissent d'une vitalité assez grande, bien qu'elle soit plus limitée, dans ses effets pathologiques, que celle du tissu cellulaire. Mais, comme le tissu cartilagineux a une structure simple et précise, les moindres modifications y sont très saisissables. Ces modifications y sont de plusieurs ordres; les unes se rattachent à la nutrition, les autres à la génération des éléments anatomiques qui le composent.

Modifications de nutrition des éléments du cartilage. — Ces modifications sont l'infiltration graisseuse, l'infiltration calcaire, la segmentation de la substance fondamentale et le ramollissement de cette même substance.

a. L'*infiltration graisseuse* peut se faire dans les capsules ou dans la substance fondamentale, séparément ou en même temps. Elle se produit à l'état physiologique dans les cartilages des adultes et des vieillards. Elle commence par la cellule ou corpuscule cartilagineux; elle envahit la capsule et, chez le vieillard, surtout dans les cartilages costaux, la substance fondamentale elle-même est souvent infiltrée de fines granulations graisseuses. Cette forme correspond à la transformation adipeuse des cellules du tissu conjonctif et de la moelle des os.

Mais l'infiltration graisseuse peut se montrer à

l'état pathologique et donner lieu alors à une terminaison tout autre que dans la forme précédente;
car les éléments qui sont le siége de cette transformation disparaissent peu à peu (nécrobiose graisseuse). On l'observe dans les tumeurs blanches, et
c'est à elle et au ramollissement consécutif de la
substance fondamentale qu'il faut attribuer la disparition des cartilages dans l'arthrocace avancée.
Voici en deux mots quelle est la forme de cette lésion. Des granulations graisseuses très-fines se forment dans les cellules; bientôt la membrane cellulaire disparaît et les granulations deviennent
libres dans la capsule. Celle-ci est détruite à son
tour. A ce moment le cartilage n'est plus représenté
que par une substance fondamentale finement grenue contenant des îlots de granulations. Ces îlots
n'ont pas une forme définie; souvent en communiquant les uns avec les autres, ils arrivent à produire des figures irrégulières qui ne rappellent en
rien les anciennes capsules. Ordinairement cette
transformation ne marche pas également dans tous
les points du cartilage, de telle sorte que l'on peut
quelquefois sur une même coupe suivre le processus
dans tous ses détails.

b. L'*infiltration calcaire* des cartilages est un fait
physiologique très-fréquent; plus rarement elle se
montre à l'état pathologique. Tantôt elle commence
par la capsule, tantôt par la substance fondamentale. C'est probablement là la raison pour laquelle
Kölliker dit que, dans l'ossification, l'infiltration de

sels calcaires commence par les capsules, tandis que M. Robin la fait commencer par la substance fondamentale.

Cette modification des cartilages est caractérisée par une accumulation de granulations anguleuses ou arrondies, dont quelques auteurs ont indiqué les diamètres, bien que ceux-ci soient très-variables. Ces granulations sont noires quand on les regarde par transparence, blanches à la lumière directe. La calcification des cartilages prépare l'ossification, mais elle ne la constitue pas. C'est peut-être faute d'avoir suffisamment étudié la différence entre la calcification et l'ossification que certains observateurs ont fait une confusion d'autant plus regrettable qu'elle a jeté sur le développement du tissu osseux une obscurité dont il est quelquefois difficile de sortir. On pourra toujours distinguer un tissu calcifié du tissu osseux véritable, en ce que, dans celui-ci, les sels terreux sont combinés d'une manière intime à l'élément protéique, tandis que dans la calcification les granulations calcaires sont très-distinctes. On ne confondra pas non plus les fines granulations calcaires avec les fines granulations graisseuses, si l'on fait usage des réactifs qui donnent ici des caractères très-tranchés. La calcification, précédant l'ossification, se fait d'abord dans la substance fondamentale, comme le soutient M. Robin; les granulations sont petites, anguleuses et d'égales dimensions, tandis que celles qui se déposent autour des capsules, au voisinage de la limite du tissu osseux qui a achevé son développement, ou dans les capsules de cartilage qui sont noyées dans le tissu fibreux des tendons au niveau de leurs insertions osseuses, sont plus volumineuses et ont des dimensions plus variables. Dans ces deux derniers cas, la calcification des capsules, bien loin de favoriser l'ossification, lui forme pour ainsi dire une barrière. Nous verrons plus loin comment, dans certains cas pathologiques, cette barrière peut être franchie.

Dans le rachitisme, l'infiltration calcaire des capsules de cartilage se montre avec des caractères qui l'éloignent beaucoup de celle qui se produit dans l'ossification normale; mais, comme ce n'est pas là le fait capital dans l'histoire anatomique de cette maladie, il vaut peut-être mieux réserver sa description pour le chapitre spécial qui sera consacré au rachitisme.

Il n'est pas rare d'observer des calcifications des tissus qui caractérisent les enchondromes. Ce qu'il y a de curieux, dans ce cas, c'est que cette calcification ne semble presque jamais aboutir à l'ossification.

On peut faire la même remarque pour le sarcome des os.

c. La segmentation de la substance fondamentale est caractérisée par une division de cette substance en lamelles ou en bâtonnets disposés généralement d'une manière régulière dans le sens du plus grand diamètre des capsules cartilagineuses (fig. 7); pourtant la striation se montre quelquefois en sens inverse et dirigée alors parallèlement à la surface des cartilages diarthrodiaux. Quand les cartilages ont subi cette modification, ils perdent leur élasticité sans être pour cela plus friables; dans certains cas ils deviennent plus transparents, dans d'autres plus opaques.

A l'état physiologique, on rencontre cette segmentation dans les portions de substance fondamentale comprises entre les capsules allongées de la couche chondroïde des cartilages d'ossification; on la retrouve encore, avec des caractères un peu différents, au centre des cartilages costaux chez les vieillards.

A l'état pathologique, on observe cette lésion élémentaire dans les espaces intercapsulaires du tissu cartilagineux rachitique, dans les cartilages diarthrodiaux ayant subi la transformation connue sous le nom de velvétique; mais elle ne constitue pas cette transformation, comme on le verra un peu plus loin. Néanmoins la segmentation de la substance fondamentale est un fait constant dans la transformation velvétique; elle se montre avec celle-ci dans l'arthrite d'origine traumatique, dans les rhumatismes articulaires aigus et chroniques (rhumatisme noueux, arthrite sèche). Dans ces diverses maladies, elle revêt les mêmes caractères : les stries qui divisent la substance fondamentale peuvent se poursuivre quelquefois dans toute l'épaisseur du cartilage diarthrodial, et, arrivées à la face libre de celui-ci, on les voit s'incurver dans tous les sens.

Ce dernier phénomène doit être attribué aux pressions obliques exercées, pendant les mouvements articulaires, sur la substance fondamentale privée de l'élasticité qui, à l'état normal, lui permet de revenir sur elle-même quand elle a été refoulée.

On peut dire, d'une manière générale, que la modification dont il vient d'être question se rencontre chaque fois que l'hyperplasie physiologique ou pathologique des cellules cartilagineuses se produit avec activité.

d. Le ramollissement de la substance fondamentale est toujours accompagné de la perte de l'élasticité du cartilage ; on l'observe dans les cas où les cellules et les capsules ont éprouvé une régression graisseuse. Ce ramollissement qui, à l'œil nu, est si caractéristique, et que tous les auteurs de pathologie chirurgicale ont si bien décrit en faisant l'histoire anatomique des tumeurs blanches, présente encore certaines particularités microscopiques ; car, sous l'influence du mouvement et des pressions articulaires, les groupes de granulations graisseuses qui occupent la place des anciennes capsules sont pressés les uns contre les autres d'une manière variée et d'autant plus fortement qu'on se rapproche davantage de la surface libre du cartilage. Les influences mécaniques, qui n'ont pas d'action sensible sur la substance cartilagineuse normale, se traduisent ici par des phénomènes qui indiquent son ramollissement et sa perte d'élasticité.

Les cartilages ainsi ramollis ont perdu leur vitalité et sont devenus pour l'organisme de véritables corps étrangers. On comprend dès lors pourquoi ils se résorbent si difficilement, tandis que, dans le rhumatisme noueux et l'arthrite sèche, ils disparaissent assez rapidement par ulcération.

Les altérations que les cartilages présentent dans la goutte sortent un peu de mon sujet ; mais il est un point de cette question qui serait très-intéressant à éclaircir ; c'est pour cela que je vais le signaler. En 1863, dans le service de M. Hérard, j'ai eu l'occasion de faire l'autopsie d'un goutteux dont plusieurs petites articulations étaient en ankylose complète. Les cartilages avaient disparu et l'interligne articulaire était figuré seulement par une ligne blanche formée par les amas d'urate de soude dans les aréoles du tissu spongieux dont les trabécules se continuaient d'une extrémité osseuse à l'autre. J'ai remis plusieurs de ces pièces à M. Chassaignac pour un musée d'anatomie pathologique qu'il formait alors à l'hôpital de Lariboisière. On connaît bien aujourd'hui les dépôts uratiques soit en granulations, soit en aiguilles qui se produisent dans les cellules, les capsules cartilagineuses et la substance fondamentale (Charcot et Cornil, *Compte rendu de la Soc. de biolog.*, 1863) ; mais on ne sait pas encore comment les cartilages, ainsi modifiés, se résorbent en abandonnant les urates qu'ils renferment au sein même de la trame osseuse. J'ai essayé de suivre ce processus, mais je n'ai pu le faire assez exactement, et je n'ai rien trouvé dans les auteurs à ce sujet.

Modifications portant sur la génération des éléments cellulaires. du cartilage. — J'arrive maintenant aux modifications du cartilage consistant dans la génération de nouveaux éléments cellulaires semblables ou différents de ceux qui leur ont donné naissance (*hyperplasie* et *hétéroplasie* de Virchow).

L'hyperplasie se montre sous différentes formes. Quand elle est peu active, elle se traduit par des phénomènes à peine sensibles, tels que ceux qu'on observe dans les cartilages qui s'accroissent en dehors d'un point d'ossification ; mais, dès qu'un de ces points apparaît, il se fait à son niveau dans chaque capsule une nouvelle génération cellulaire ; à mesure que les cellules se multiplient, la capsule qui les contient se distend et arrive peu à peu à des dimensions beaucoup plus considérables que celles qu'elle avait primitivement.

Dans le rachitisme les mêmes phénomènes s'observent, à cette différence près, que la prolifération des cellules cartilagineuses paraît beaucoup plus grande parce que les produits de cette prolifération ne sont pas utilisés au fur et à mesure par le travail d'ossification.

A l'état pathologique, l'hyperplasie simple se rencontre dans l'arthrite aiguë, dans le rhumatisme articulaire aigu ou chronique, dans le rhumatisme noueux et l'arthrite sèche. Dans ces différentes maladies, le processus anatomique est le même et aboutit toujours à la transformation velvétique du cartilage. Je prends le rhumatisme noueux comme type (fig. 7). Les capsules les plus voisines de la surface libre du cartilage se remplissent de nouveaux éléments cellulaires, se laissent distendre, et finalement se vident dans la cavité de l'articulation. Entre les capsules vides se trouvent comprises des sortes de colonnes qui, quelquefois, sont constituées simplement par de la substance fondamentale striée, d'autres fois par des portions plus considérables de tissu cartilagineux contenant encore des capsules.

Quand la maladie qui produit ces modifications a une durée un peu longue, ces petites colonnes se prolongent jusqu'à la surface osseuse et constituent les filaments qu'on a comparés aux fils dressés du velour d'Utrecht.

Dans les différents cas qui viennent d'être indiqués, il se produit seulement des cellules et des capsules semblables à celles qui leur ont donné naissance. Mais, dans d'autres cas, les éléments engendrés s'écartent de leurs générateurs (hétéroplasie). C'est dans cette dernière catégorie de faits qu'il faut faire rentrer l'ossification. Mais, avant d'y arriver, je vais rapidement passer en revue les hétéroplasies plus simples qui se montrent dans les cartilages. Dans les chondromes à trame fibreuse on observe quelquefois un phénomène qui peut être considéré comme le plus élémentaire de ces faits. Une même capsule contient souvent des cellules nombreuses entourées chacune d'une capsule secondaire. Ces cellules se ramifient (fig. 5); les capsules secondaires disparaissent et ainsi sont formés des lobules d'une étendue variables où le cartilage a conservé les caractères physiques à l'œil nu, mais a perdu sa structure microscopique. Les canalicules qui partent d'une cellule s'anastomosent avec des canalicules semblables provenant des cellules voisines. On pourrait rapprocher cette modification de celle qui se produit habituellement dans les capsules secondaires à la limite de l'ossification (fig. 6); mais ce serait à tort, car, dans ce dernier cas, il ne s'agit aucunement d'une ramification de l'enveloppe cellulaire, mais bien d'un simple ratatinement de celle-ci.

Une autre hétéroplasie très-simple des cartilages est celle dont le but est la formation des canaux vasculaires. On sait, en effet, que ces canaux n'ont pas toujours existé, et qu'avant l'apparition d'un point d'ossification dans un cartillage temporaire, il n'y a dans ce cartillage aucun vaisseau. Chose plus intéressante encore, ces canaux ne renferment pas des anses vasculaires dès qu'ils sont formés; ils se creusent d'abord dans une étendue quelquefois de plusieurs millimètres; les vaisseaux viennent ensuite, de telle sorte que, tant qu'ils ne se sont pas abouchés dans les aréoles du tissu spongieux, on trouve en avant de l'anse vasculaire une portion de canal contenant uniquement des cellules de la moelle du cartilage. Ces cellules sont petites, rondes, isolées, contiennent un noyau qui d'ordinaire les remplit complétement, et que dès lors on ne peut bien voir qu'après l'action de l'acide acétique. D'où proviennent ces cellules ? De celles du cartilage et de la façon suivante : dans les points du cartilage qui avoisinent l'extrémité d'un canal on voit des capsules de cartilages augmenter de dimensions, tandis que les cellules qu'elles contiennent prolifèrent et s'entourent de capsules secondaires. On voit aussi les capsules mères les plus voisines du canal s'y ouvrir et y déverser les cellules qu'elles contiennent, cellules qui deviennent libres peu à peu par dissolution des capsules secondaires qui les entourent. C'est ainsi que les cellules ou corpuscules cartilagineux deviennent des cellules de la moelle de cartilage. Mais pourquoi les canaux se creusent-ils dans un sens déterminé ? Il n'est pas permis de répondre à cette question dans l'état actuel de la science. Les cellules médullaires ainsi produites sont probablement le point de départ du tissu conjonctif et des fibres élastiques qu'on retrouvera plus tard dans les canaux. Il est impossible de dire si elles concourent aussi à la formation des vaisseaux, bien qu'on puisse le supposer, et par suite il est nécessaire d'entreprendre de nouvelles recherches à ce sujet.

La transformation du cartillage en os n'est pas un phénomène simple ; le tissu cartilagineux, en effet, pour devenir tissu osseux, subit une série de transformations dont les unes portent sur sa substance intercellulaire, les autres sur les cellules et les capsules.

En lisant les pages qui vont suivre, on comprendra l'utilité de la description que j'ai cru devoir donner d'abord des modifications élémentaires que peut subir le tissu cartilagineux.

OSSIFICATION.

A. *Ossification aux dépens du cartilage préexistant*. — Quand un point osseux va se former dans le cartilage qui primitivement représente un os, l'astragale, par exemple (fig. 1), on observe à ce niveau différents phénomènes qui tiennent les uns à des modifications de la nutrition, les autres à une génération plus active des éléments cellulaires. Ces phénomènes se traduisent à l'œil nu par l'apparition d'une tache blanchâtre qui se forme au sein même du cartilage, à une petite distance du périchondre. M. Robin, tout dernièrement (*Journal d'anatomie*, t. I), a étudié les conditions de développement de cette opacité, le point précis où elle se forme et la figure qu'elle prend pour chaque os en particulier. Ce qu'il faut bien noter, c'est que l'ossification ne commence pas immédiatement au-dessous du périchondre et qu'elle apparaît alors qu'il n'y a pas encore de vaisseaux dans le cartilage.

Voici ce qu'on observe au microscope dans cette tache au fur et à mesure qu'elle s'étend. Les capsules, qui jusque-là étaient petites, irrégulières, et

anguleuses, prennent de l'extension, deviennent
globuleuses, tandis que les cellules qu'elles contiennent se multiplient activement. En s'agrandis-
sant d'une manière progressive, les capsules arrivent à se gêner les unes les autres, elles s'allongent
alors dans le sens suivant lequel va croître le nou-
vel os. M. Broca (*Bulletin de la Société anatomique,*
1852) appelle boyaux les capsules ainsi allongées,
rivières les espaces intercapsulaires, et il désigne
sous le nom de rivulation le phénomène dans son
ensemble. Ces mots n'ont pas été conservés, bien
qu'ils aient le mérite de donner une idée très-exacte
de la manière dont se groupent les éléments du
cartilage dans cette première phase de l'ossification.

Aussitôt que de nouvelles cellules se sont formées
dans l'intérieur des capsules mères, chacune d'elles
s'entoure d'une capsule distincte qu'il convient de
désigner sous le nom de capsule secondaire. —
Dans la substance fondamentale comprise entre les
capsules mères, on voit apparaître des stries longi-
tudinales. Cette sorte de fragmentation n'est pas un
fait spécial à l'ossification, puisque, comme on l'a
vu plus haut, elle se produit chaque fois que l'hyperplasie des cellules de cartilage jouit d'une certaine activité.

C'est dans les colonnes intercapsulaires que l'on
voit se déposer les premières granulations calcaires.
Ces granulations sont fines et anguleuses, disparaissent sous l'action des acides et s'accumulent d'abord

au centre de ces colonnes, qui forment ainsi les trabécules primitives. Mais elles en atteignent les bords, envahissent la capsule mère et s'avancent ensuite dans les angles que laissent entre elles les capsules secondaires. En même temps ou peu après que la substance fondamentale a subi ces modifications, il s'en produit d'une tout autre nature dans l'intérieur des capsules. Car on voit peu à peu les capsules secondaires se dissoudre (e. fig. I), et abandonner les cellules qu'elles renfermaient. Celles-ci se mettent alors à proliférer avec une activité prodigieuse, et forment ainsi la moelle embryonnaire. Les capsules mères, jusque-là, constituaient autant de cavités distinctes; mais alors les colonnes calcifiées qui les séparent se résorbent par places, et de larges communications s'établissent ainsi. A ce moment le tissu osseux ou plutôt ostéoïde est constitué par des trabécules à bords festonnés, limitant des espaces remplis de petites cellules se touchant toutes. Ces petites cellules contiennent un noyau relativement volumineux, sur lequel la membrane cellulaire est souvent appliquée d'une façon tellement exacte, qu'on ne peut la distinguer sans ajouter à la préparation de l'acide acétique ou simplement de l'eau pure.

Cette première phase de l'ossification aux dépens du cartilage peut se résumer ainsi :

1° Les trabécules, qui primitivement représentent le tissu osseux, ne contiennent pas d'éléments cellulaires comparables aux ostéoplastes : elles sont formées par la substance fondamentale du cartilage infiltrée de sels calcaires;

2° La moelle précède le tissu osseux. Les cellules médullaires dérivent directement des cellules de cartilage, après que les capsules secondaires (substance intercellulaire) se sont dissoutes.

D'après les faits qui viennent d'être donnés, on peut établir que le corpuscule osseux ne provient pas, dans ce cas du moins, d'une capsule de cartilage dont la paroi aurait été envahie par les sels calcaires, puisqu'il n'y a plus une seule de ces capsules à une époque où le tissu osseux n'est pas encore formé.

Il me reste à montrer comment naissent les cellules osseuses et comment la subtance fondamentale de l'os est produite. C'est ce qui constitue la seconde phase de l'ossification. Elle commence, d'après ce que j'ai cru voir, au moment où les vaisseaux pénètrent dans les espaces médullaires. Le mode de formation des ostéoplastes que j'ai observé se rapproche beaucoup de celui qui a été décrit d'abord par H. Müller (*Journal de physique*, tome I), indiqué par Virchow (*Path. cellul.*), à propos de l'ossification aux dépens de la moelle. Le long des trabécules calcifiées qui ont été décrites, on voit les cellules médullaires les plus voisines s'entourer d'une matière transparente et devenir des cellules osseuses. Dès leur origine, les ostéoplastes ont les dimensions qu'ils auront plus tard, et déjà sur leurs bords se dessinent des incisures. C'est ainsi que l'on voit se former les corpuscules osseux et tout autour d'eux la substance fondamentale (b, fig. 2.)

Il est difficile de savoir si elle est molle d'abord pour se durcir ensuite, comme le veut H. Müller ; tout ce que l'on peut dire, c'est qu'elle est transparente et qu'elle tranche d'une manière très-nette sur la trame calcifiée qui l'entoure (fig. 2). Quelquefois on voit une cellule de la moelle prise à moitié dans le dépôt osseux et libre par son autre portion dans la cavité médullaire ; la partie englobée présente déjà des canalicules primitifs rudimentaires. On ne peut rien dire de bien précis sur la manière dont ces canalicules se constituent ensuite dans tout leur trajet et dans leurs ramifications. L'hypothèse donnée par Kölliker, et admise par M. Robin, n'est pas susceptible d'une démonstration rigoureuse. Ces auteurs disent que les canalicules primitifs se forment par résoption de la subtance osseuse sur leur trajet. Rien n'est plus difficile que de bien observer ces conduits, à cause de leur grande finesse et parce que les réactifs modifient beaucoup leur aspect. L'acide chromique, qui conserve et rend très-nets les autres éléments anatomiques, a sur les canalicules osseux une action inverse, car, à la longue, il les fait complétement disparaître.

A la première couche osseuse déposée sur la face interne des aréoles du tissu ostéoïde s'en ajoute bientôt une seconde, puis une troisième et ainsi de suite. Ainsi s'explique la structure lamelleuse du tissu osseux. Pendant que la substance osseuse vraie se dépose, la trame ostéoïde disparaît ; ce phéno-mène peut très-bien s'observer, et souvent l'on voit les couches qui se forment symétriquement des deux côtés d'une trabécule calcifiée se rapprocher peu à peu et arriver à se toucher, tandis que la substance intermédiaire se résorbe.

Tels sont les phénomènes successifs qui se mon-trent dans le point d'ossification d'un cartilage pré-existant. Le point osseux, une fois établi, continue de s'accroître en faisant subir au cartilage circon-voisin une évolution analogue à celle qui a présidé à sa formation. Seulement ces phénomènes ont une netteté d'autant plus grande qu'on les étudie sur des os moins éloignés de l'époque de leur apparition. Sur l'extrémité inférieure du fémur d'un sujet de 15 à 20 ans, le travail d'ossification est ralenti de telle sorte que les capsules secondaires sont toutes envahies par la calcification avant de se dissoudre, pour laisser libres les cellules qu'elles contiennent. Il s'ensuit que le processus est diffi-cile à saisir dans tous ses détails ; car on n'assiste pas à la formation des aréoles qui succèdent à la couche calcifiée, mais on voit très-bien que les trabécules qui les limitent quand elles sont formées, ne contiennent pas d'ostéoplastes. Ceux-ci se for-ment plus tard aux dépens des cellules médullaires et dans les conditions qui ont été indiquées. Néan-moins on pourrait conserver encore quelques doutes sur la réalité du mode d'ossification décrit, si l'anatomie pathologique ne venait nous éclairer, en nous montrant comment se forment les couches osseuses nouvelles qui se substituent au cartilage dans le rhumatisme noueux et l'arthrite sèche. On a vu, en effet, que, dans ces maladies, les cartilages diarthrodiaux disparaissent par suite d'un travail ulcératif tout particulier (fig. 7). Les capsules qui avoisent la surface libre du cartilage se remplissent de cellules, s'agrandissent, viennent s'ouvrir dans la cavité articulaire et y déversent leur produit, tandis que la substance fondamentale, dépouillée de ses éléments cellulaires, disparaît peu à peu. Pendant que les cartilages éprouvent ces modifications, les extrémités osseuses en subissent d'autres aussi importantes : leur tissu spongieux se raréfie, devient friable, et leur moelle se surcharge de graisse. Pourtant, en même temps que ces phéno-mènes régressifs se passent dans les extrémités osseuses, on voit se développer sur le cartilage qui disparaît une lame de tissu compact qui, dans certains cas, prend un accroissement considérable et forme alors de ces volumineux ostéophytes de l'arthrite sèche avancée.

La manière dont naissent ces nouvelles mâsses osseuses est d'un grand intérêt au point de vue de la question qui fait l'objet de ce travail (fig. 8). Les capsules du cartilage qui avoisinent le tissu spon-gieux subissent des modifications analogues à celles qui ont été décrites pour les capsules superficielles. Seulement on les voit ici se rapprocher en s'agran-

dissant des aréoles osseuses, et finalement venir s'y
ouvrir et y déverser leur contenu, c'est-à-dire des
cellules de cartilage qui ont abondamment proliféré
et qui sont débarrassées de leurs capsules secondaires. Elles poursuivent leur prolifération et forment ainsi de la moelle embryonnaire; et tandis que
les autres aréoles du tissu spongieux ne contiennent
que des cellules adipeuses, on voit celles qui touchent au cartilage se remplir exactement de jeunes
éléments cellulaires.

Dans ce cas pathologique, le tissu médullaire a
donc précédé le tissu osseux, comme à l'état physiologique. Seulement ici les phénomènes sont d'une
grande netteté, parce qu'ils ne se produisent pas
également dans tous les points du cartilage, comme
dans le cas où un os déjà formé envahit peu à peu
son cartilage d'ossification.

A propos des caractères anatomiques qui peuvent
servir à apprécier la rapidité avec laquelle un os se
développe aux dépens de son cartilage d'ossification, M. Broca (*Compte rendu de la Soc. anat.*, 1852) a
soulevé une importante question. La proposition
qu'il a émise, à savoir : « L'épaisseur de la couche
chondroïde normale est proportionnelle à la rapidité
avec laquelle s'effectue l'accroissement de l'extrémité diaphysaire correspondante, » n'est vraie que
d'une façon relative; car, si au lieu d'examiner cette
couche (couche de prolifération des cellules cartilagineuses) sur les différentes extrémités diaphysaires
d'un même sujet, on l'étudie sur une même extré-

mité aux différents âges de la vie, on voit que, dans certains cas, c'est la proposition inverse qui se rapproche le plus de la vérité : en effet, du troisième au sixième mois de la vie fœtale, les os longs croissent avec une rapidité qui ne sera égalée à aucune période ultérieure de l'existence ; et pourtant, toutes proportions gardées, la couche chondroïde y est moins considérable que sur les mêmes os appartenant à des sujets plus âgés. L'explication en est bien simple : quand l'ossification est très-active, elle consomme rapidement les matériaux que le cartilage lui prépare. Dès lors la couche chondroïde qui constitue ces matériaux est rapidement envahie avant qu'elle puisse atteindre une épaisseur qui, suivant M. Broca, devrait être en rapport avec l'activité de l'ossification prise dans son ensemble. La preuve en est que dans les os rachitiques, dont la croissance est enrayée, cette couche est très-épaisse ; ce qui tient à ce que les cellules ne sont plus absorbées par l'ossification normale.

B. L'*accroissement des os en épaisseur* est interprété de la même façon par tous les auteurs : *il se produit sous le périoste de nouvelles couches osseuses.* Depuis les belles expériences de M. Ollier sur la greffe périostique, il n'y a plus de doute à avoir : le périoste produit de l'os. Mais comment le produit-il ? Une expérience de cet habile observateur le montre avec une grande clarté. On transplante un lambeau du périoste, après avoir raclé une portion seulement de la face interne de ce lambeau ; et il arrive que la partie seule dont on a réservé la couche profonde donne lieu à une formation osseuse ; l'autre reste fibreuse. Ce n'est donc pas le périoste, en tant que membrane fibro-élastique, qui forme l'os ; ce n'est pas lui non plus qui produit la couche qu'on a enlevée, laquelle jouit de la propriété d'ossification ; car, s'il en était ainsi, cette portion dont on a raclé la face interne pourrait reproduire cette couche aussi bien que celle-ci reproduit le tissu osseux.

Mais voyons ce que le microscope nous montre dans cette couche improprement appelée *blastème sous-périostique*. Tant que l'os se développe, il nous montre des cellules rondes contenant un noyau volumineux (comme celles de la moelle jeune); quand l'os a achevé son évolution, des éléments provenant des cellules précédentes : myéloplaxes; cellules fibro-plastiques et souvent cellules adipeuses. On voit donc que ce qui a été appelé *blastème sous-périostique* est simplement une couche continue formée par les éléments de la moelle. La manière dont cette couche se prolonge dans les espaces médullaires qui représentent chez le fœtus les canaux de Havers et se poursuit jusque dans le canal central, vient encore à l'appui de cette opinion.

Le tissu médullaire forme donc pour le même os un tout continu ; en un mot le tissu osseux est, pour ainsi dire, baigné dans de la moelle.

Rien n'est plus facile maintenant que de comprendre le développement du tissu osseux en épais-

seur aux dépens de la moelle embryonnaire sous-
périostique. La seule différence que présente ce
développement avec celui du tissu osseux aux dépens du cartilage consiste dans la suppression de
la première phase.

Toutefois je crois qu'on a donné un peu trop
d'importance à ces couches successives qui se formeraient sous le périoste pendant tout le temps que
l'os s'accroît. Je pense aussi qu'on a exagéré la
propriété qu'on donne à la moelle centrale de résorber les couches les plus internes de l'os ; car les
os présentent, comme on le sait, des systèmes de
lamelles externes et internes qui sont complétement
formés avant que ces os aient atteint leur développement complet.

J'ai fait aussi une expérience très-simple pour
élucider le rôle du périoste dans la croissance des
os longs en épaisseur. Sur un rat de 10 à 12 jours,
j'extirpe soigneusement le périoste d'un des tibias ;
je racle ensuite la surface de l'os. Quand la solution
de continuité est réparée (il n'y a pas eu de suppuration), je répète sur le même os la même opération ; je la fais une troisième fois. Quand l'animal
est âgé de 4 mois, je le sacrifie. Les deux tibias n'ont
pas une différence sensible d'épaisseur, et les canaux médullaires ont les mêmes diamètres. J'ai
essayé de répéter la même expérience sur des la-
pins ; mais, comme j'opérais à la ville, la plaie a
toujours suppuré. Le rat est le seul animal auquel
on puisse faire subir à Paris de pareilles mutila-

tions et obtenir quand même des réunions immé-
diates.

C. *Ossification dans le tissu fibreux.* — Quelques os
se développent au sein du tissu fibreux : tels sont
les os secondaires du crâne, le maxillaire inférieur
et la clavicule. Je n'ai pas eu l'occasion d'étudier
leur point d'ossification au début; mais, comme les
auteurs qui m'ont précédé, j'ai pu suivre les modifications que subit le tissu conjonctif au voisinage
des prolongements osseux qui limitent les os du
crâne chez des fœtus de 3 à 4 mois. Avant de dé-
crire les phases successives de ce travail, je crois
devoir revenir en quelques mots sur la disposition du tissu fibreux aux dépens duquel se produit l'ossification. Ce tissu, comme les cartilages,
est constitué par des cellules et une substance fondamentale intercellulaire. Ces cellules fusiformes
ou étoilées présentent des prolongements qui s'a-
nastomosent avec ceux des cellules voisines. La substance intercellulaire est caractérisée par des faisceaux de fibres légèrement ondulés et entre-croisés.
Dans les points les plus éloignés des trabécules osseuses, les cellules sont petites et peu nombreuses;
mais elles augmentent en nombre et en volume à
mesure qu'on s'en rapproche. Au voisinage de l'os,
elles sont très-abondantes et deviennent libres, la
substance intercellulaire ayant complétement disparu. On voit alors les prolongements osseux entourés de tous les côtés par de jeunes cellules qui ont

les caractères de celles de la moelle embryonnaire. Ces cellules s'entourent bientôt d'une nouvelle substance fondamentale solide et deviennent ainsi des corpuscules osseux dont les canalicules primitifs se dessinent de suite. En s'avançant dans le tissu conjonctif, les trabécules osseuses limitent des espaces qui se circonscrivent de toutes parts, soit par des jetées nouvelles, soit parce que les anciennes continuent leur trajet en s'incurvant en sens opposé. Ces espaces se remplissent de cellules qui s'accolent sans cesse sur leurs bords, s'entourent de substances osseuses et diminuent ainsi l'étendue des cavités médullaires. Aussi, lorsqu'on examine à un faible grossissement le pariétal d'un fœtus de 3 mois, on voit les aréoles les plus grandes à la périphérie de l'os et les plus petites à son centre : les intermédiaires ont des dimensions qui formeraient une série arithmétique.

Le tissu osseux se développe donc dans le tissu fibreux suivant la même loi générale qui préside à sa formation dans les cartilages. Une première phase, consistant dans l'hyperplasie des cellules d'abord, dans la dissolution de la substance intercellulaire ensuite ; une seconde phase, caractérisée par la transformation des cellules de la moelle embryonnaire ainsi formées en corpuscules osseux, et la production tout autour de ces corpuscules d'une substance nouvelle dans laquelle les éléments protéiques et les sels calcaires sont intimement combinés.

Je ne pense donc pas que les ostéoplastes dérivent

directement des cellules des tissus cartilagineux et
fibreux, sans vouloir affirmer que, dans aucun cas,
le tissu osseux ne puisse se former ainsi. Cependant les conclusions auxquelles j'arrive par l'étude
directe des phénomènes de l'ossification pouvaient
se pressentir; car la distribution des cellules osseu-
sés ne rappelle en rien celle des cellules dans les
cartilages et le tissu fibreux.

Le tissu osseux est donc formé aux dépens des
tissus fibreux et cartilagineux par hétéroplasie physiologique; ce qui veut dire que les éléments cellulaires des os, tout en provenant de ceux des cartilages et du tissu fibreux, ont une forme et des
fonctions différentes de celles des éléments forma-
teurs. La substance osseuse en effet est un produit
nouveau sans analogue dans le reste de l'organisme.

La moelle jaune, aux dépens de laquelle le tissu
osseux se forme, est constituée, comme il a été dit
déjà, par des cellules se rapprochant, par beaucoup
de caractères, des cellules de l'embryon qui servent
de point de départ à toutes les autres cellules de
l'économie. Il n'est pas surprenant dès lors que le
tissu osseux puisse se former au sein d'un tissu
constitué uniquement par des cellules embryonnai-
res, ainsi que l'a montré M. Robin. Je n'ai pas eu
l'occasion d'observer ce mode de formation.

Quoi qu'il en soit, il faut qu'une cellule de cartilage ou de tissu fibreux revienne à l'état embryonnaire pour qu'elle puisse devenir ostéoplaste et

former une substance intercellulaire nouvelle, la substance osseuse. Il ne s'ensuit pas que toute cellule médullaire jeune doive devenir cellule osseuse, car, pour que ce phénomène se produise, il faut des conditions de lieu dont la loi générale n'est pas encore trouvée.

On ne sait pas pourquoi, en effet, une cellule embryonnaire, qui en apparence ne diffère pas de sa voisine, formera du tissu fibreux, par exemple, tandis que celle-ci concourra à la formation d'un faisceau musculaire. On rencontre la même difficulté, si on cherche à connaître la raison pour laquelle telle cellule de la moelle devient un ostéoplaste, et telle autre ne subit aucune modification importante, ou se change en cellule adipeuse, myéloplaxe, cellule fibro-plastique, etc.

Il me reste maintenant à montrer quel rôle jouent le tissu osseux proprement dit et le tissu médullaire dans les lésions si nombreuses et si variées que l'on rencontre dans les os. Je n'ai pas l'intention de faire de ces lésions une étude complète; je veux simplement indiquer, comme je l'ai fait pour les cartilages, les altérations élémentaires dont ces tissus sont le siége. Car si je voulais faire l'histoire anatomo-pathologique complète des os, je trouverais sans peine la matière d'un volume.

MODIFICATIONS QUI SURVIENNENT DANS LES ÉLÉMENTS
ANATOMIQUES DES OS.

Les modifications sont *physiologiques* ou *pathologiques ;* elles sont *nutritives* ou *formatives*. Elles peuvent être divisées d'abord d'une manière physiologique en :

1° Modifications qui surviennent dans les os, au moment où ils se forment ;

2° Ossifications normales comme forme, anormales comme siége.

3° Modifications qui se montrent dans les os et dans la moelle une fois formés.

Je regrette que le manque de temps m'ait empêché d'annexer à ce travail une seconde planche dont j'ai les matériaux. La description qui va suivre y aurait gagné en netteté.

I. — *Modifications qui surviennent dans les os au moment où ils se forment.*

Rachitisme. — Bien que le rachitisme soit une maladie du système osseux, les lésions élémentaires qui le constituent n'appartiennent pas au tissu osseux proprement dit. J'aurais dû placer la description de ces lésions à la suite de celles du cartilage, si la connaissance des conditions de l'ossification normale n'était pas utile pour apprécier la formation du tissu spongoïde. Ce tissu ne contient,

en effet, ni ostéoplastes, ni systèmes de lamelles ; il
est formé uniquement de capsules secondaires infiltrées de sels calcaires (fig. 3). Quand on a fait agir
sur les trabécules du tissu spongoïde des acides qui
dissolvent la substance terreuse, on aperçoit les
cellules du cartilage revenues sur elles-mêmes
ressemblant à des corpuscules osseux mal formés,
et disposées irrégulièrement dans la substance calcaire, tandis que les corpuscules osseux véritables
ont une distribution régulière. Il faut se garder de
confondre d'anciennes trabécules osseuses avec
celles du tissu spongoïde, autrement la description
qui vient d'être faite ne serait pas exacte.

M. Broca (*loc. cit.*) a montré, avec une telle
précision, l'évolution rachitique qu'il y a peu de
choses à ajouter à sa description. Cependant, je ne
crois pas qu'on puisse soutenir, avec ce savant chi-
rurgien, que le tissu spongoïde est du tissu osseux
non encore arrivé à la perfection (*loc. cit.*, p. 25).

En même temps que le cartilage s'incruste de
matériaux terreux pour constituer le tissu spongoïde, on le voit se creuser d'espaces médullaires,
qui s'agrandissent peu à peu en rongeant la substance cartilagineuse calcifiée.

Les cellules mises ainsi en liberté forment des
cellules de la moelle, subissent rapidement la
transformation fibreuse, et deviennent par le fait im-
propres à l'ossification directe. Ce n'est pas seulement dans les espaces médullaires nouvellement
formés que la moelle devient fibreuse, car cette

modification se produit aussi dans les aréoles du tissu spongieux et dans les canaux de Havers développés avant l'apparition de la maladie ; c'est par cette transformation qu'il faut expliquer la porosité des os rachitiques et leur décomposition en segments concentriques. La substance médullaire, contenue dans le canal central, subit aussi quelquefois la transformation fibreuse dans ses couches voisines du tissu osseux, mais, généralement, elle est très-fluide à son centre.

Je n'ai jamais eu l'occasion d'étudier des os rachitiques au moment où ils se solidifient. Mais, en examinant quelques-uns de ces os consolidés depuis longtemps, j'ai pu observer qu'ils sont constitués par des systèmes de lamelles semblables à ceux des os normaux. Il est donc probable que la consolidation se fait par le retour de la moelle à l'état fœtal et l'ossification de cette moelle par couches successives, pendant que les trabécules spongoïdes disparaissent par résorption.

Dans le courant de l'année dernière, j'ai eu l'occasion d'étudier le mode de réparation des fractures chez un fœtus rachitique de 8 mois. Chaque os long de se sujet était le siége de deux à cinq solutions de continuité à différentes périodes de réparation. Les cals étaient fibreux ou cartilagineux ; quelques-uns étaient calcifiés ; mais dans aucun il n'y avait de tissu osseux vrai.

Le tissu spongoïde peut donc se former dans un

cal cartilagineux comme il se développe dans un cartilage épiphysaire.

Les lésions de l'ostéomalacie sont analogues à celles qui se montrent dans les portions des os rachitiques formées avant l'apparition du tissu spongoïde épiphysaire.

Les éléments médullaires subissent la transformation fibreuse et la substance osseuse se ramollit alors.

M. Beylard dans son excellente thèse (1852) avait du reste montré que ces deux maladies doivent être rangées dans la même case nosologique. Pourtant, le rachitisme diffère anatomiquement de l'ostéomalacie en ce sens que le tissu spongoïde rachitique est vraiment caractéristique, et ne doit pas être considéré comme du tissu osseux arrêté dans son développement, puisqu'il est destiné à disparaître dans le cas de guérison.

II. *Ossifications normales comme forme, anormales comme siége.*

a. *L'ostéite hypertrophiante* (hyperplasie) *périphérique* est un phénomène fréquent; c'est elle qui constitue les exostoses et les hyperostoses. Elle joue un rôle important dans la formation du cal. Elle se montre chaque fois qu'un certain degré d'irritation porte sur le tissu osseux. J'ai eu l'occasion d'en étudier le développement dans un assez grand nombre de cas, et je l'ai reproduite sur des animaux.

Excepté dans le cal, je n'ai jamais vu les nouvelles couches osseuses précédées de cartilage. Il est pourtant probable qu'il pourrait en être ainsi. Il faut être témoin de la rapidité avec laquelle peut se former le tissu osseux parfait à la surface d'un os pour y ajouter foi.

Sur le tibia d'un adulte, amputé en 1862 par M. Gosselin pour une fracture compliquée de la jambe, j'ai trouvé de nouvelles couches osseuses épaisses de 2 millimètres, bien que l'accident remontât à six jours seulement. Ayant dénudé une portion de la face interne du tibia d'un lapin, je l'ai recouverte ensuite avec les parties molles. Au bout de cinq jours je sacrifiai l'animal, et je pus voir une production osseuse nouvelle adhérente à l'os ancien. J'ai répété plusieurs fois cette expérience tantôt en décollant simplement le périoste, tantôt en l'extirpant et raclant après la surface de l'os ; dans ces deux cas, j'ai obtenu le même résultat, une couche osseuse de nouvelle formation apposée à l'os ancien.

Le processus de ces nouvelles productions osseuses est extrêmement simple ; sur des coupes pratiquées dans le nouveau tissu, on peut voir qu'il est formé par des languettes osseuses à ostéoplastes radiés, entourées de tous les côtés par des cellules médullaires dont quelques-unes se trouvent prises à moitié seulement dans le dépôt. Il est à peine besoin de faire ressortir que ces faits rentrent entièrement dans la manière de voir exposée sur l'ossification en général. Sous l'influence de l'irritation, il y a hyperplasie des cellules médullaires, et c'est au sein de ces cellules proliférées que naît l'os nouveau. Pour montrer avec quelle rapidité cette hyperplasie peut se faire, je citerai le fait suivant. En décembre 1864, une fille de 14 ans succomba dans le service de M. Voillemier à l'hôpital Saint-Louis, le cinquième jour d'un traumatisme grave. M. J.-L. Prévost, à l'autopsie, trouva, entre autres lésions, une fracture de la clavicule avec conservation du périoste. Nous ouvrîmes le foyer de la fracture avec beaucoup de précautions, et nous trouvâmes, entre les fragments, et au-dessous du périoste décollé, une couche pulpeuse rougeâtre, épaisse de 1 millimètre, et s'étendant de chaque côté à plusieurs centimètres, dans laquelle le microscope nous montra, outre des globules du sang en petit nombre, une très-grande quantité de cellules médullaires jeunes. Le périoste était un peu épaissi, mais ses éléments ne présentaient pas de notables modifications.

Les productions osseuses nouvelles appliquées sur la face externe d'un os long sont formées, au début, par des colonnes ou trabécules limitant des espaces où cheminent les vaisseaux ostéopériostiques ; la direction générale de ces vaisseaux, ainsi que celle des canaux qui les contiennent, est perpendiculaire à l'axe de l'os long. Ce qui fait que, dans toutes les hyperostoses, on voit, sur des coupes transversales, la lumière des canaux de Havers de l'ancien os, tandis que ceux de l'os nouveau se présentent dans leur longueur. Un fait encore très-important à noter, c'est que l'os ancien n'a pas perdu son système de lamelles périphériques, ce qui établit plus nettement encore la limite entre lui et les couches nouvelles. Ces phénomènes se voient trèsbien sur les hyperostoses syphilitiques du tibia.

b. *Ostéite hypertrophiante intra-médullaire*. — On peut rapprocher des hypertrophies périphériques les ossifications du canal médullaire signalées par Troja, MM. Broca, Ollier; etc. Seulement ici une explication est nécessaire et c'est M. Ollier qui va la donner. Cet habile observateur, en répétant les expériences de Troja et en faisant de nouvelles plus décisives, est arrivé à cette conclusion que la moelle ne s'ossifie qu'à la condition qu'elle ait été primitivement enflammée (*Journ. de physiol.*, 1863). Avant de tirer tout le parti possible de cette conclusion, il faut revenir sur un fait très-important qui n'a pas encore été signalé, que je sache : dans le phlegmon du tissu cellulaire sous-cutané, on voit les cellules adipeuses, qui occupent en grand nombre cette partie, se débarrasser de la graisse qu'elles contiennent, leur noyau apparaître d'une façon très-nette et donner lieu alors à une prolifération abondante. Ces cellules, qui avaient été momifiées, pour ainsi dire, par la transformation adipeuse, sous l'influence d'une forte irritation, prennent donc une nouvelle aptitude pour la génération.

Les mêmes phénomènes se passent dans la moelle des os pour les cellules médullaires ayant subi la transformation adipeuse. On comprend alors ce qui produit la moelle inflammatoire, la moelle rouge constituée par des cellules médullaires jeunes, qui ne peut être bien caractérisée sans l'examen microscopique. Ce n'est pas à dire pour cela que la moelle inflammatoire doive toujours s'ossifier, mais elle possède seulement une des conditions de l'ossification, l'état embryonnaire.

c. *Ostéite hypertrophiante interstitielle.* — L'ostéite hypertrophiante (hyperplasie) interstitielle (ostéite condensante) peut se produire d'emblée, mais souvent elle succède à l'ostéite raréfiante de Gerdy, avec laquelle elle se montre souvent réunie. Elle est caractérisée par un rétrécissement des aréoles du tissu spongieux ou des canaux de Havers pouvant aller jusqu'à l'oblitération complète sinon pour tous, du moins pour quelques-uns. Quand elle porte sur un grand nombre de canaux, elle peut produire la nécrose : en voici un exemple. En 1862 il y avait à l'hôpital de la Pitié, dans le service de M. le professeur Gosselin, une jeune fille atteinte depuis plusieurs années d'une hyperostose considérable du tibia droit, consécutive à une ostéite juxta-épiphysaire. La tumeur avait suppuré ; plusieurs fistules s'étaient établies. M. Gosselin, pensant que, par suite de l'abondance de la suppuration, les jours de la malade pourraient être com-

promis, se décida à enlever avec la gouge une portion de l'hyperostose. Le périoste fut conservé ;
néanmoins une nécrose surperficielle survint : un
séquestre ayant 3 millimètres d'épaisseur et 3 centimètres de diamètre fut éliminé un mois après
l'opération. La cicatrisation se fit lentement et la
malade guérit. Les portions d'os que le chirugien
enleva étaient fort dures, bien que leur tissu fût
formé d'aréoles larges de 0,5 à 0,9 millimètres, à
direction transversale. Le séquestre éliminé appar-
tenait encore à la tumeur, car ses canaux étaient
dirigés dans le même sens, c'est-à-dire en sens inverse de ceux de l'os normal. Le diamètre de ceux-
là était en moyenne de 0,010 à 0,015 millimètres,
et ils se montraient par groupes de 2 à 5, correspondant chacun à une des aréoles vasculaires de
la tumeur primitive. L'inflammation a donc produit ici, dans le tissu osseux, une hypertrophie interstitielle qui a précédé la nécrose.

On retrouve la même lésion dans un certain
nombre de nécroses ; je dois à l'obligeance de
M. Lailler d'avoir pu faire des préparations de
quelques séquestres de nécrose phosphorée ; j'ai
pu étudier aussi un maxillaire inférieur enlevé par
la même maladie par M. Alph. Guérin. Dans tous
ces cas, j'ai retrouvé de l'hypertrophie interstitielle
qui, sur quelques canaux, arrivait jusqu'à l'oblitération complète ; leur diamètre moyen était de
0,012 millimètres.

Pour apprécier exactement la disposition des canaux vasculaires, je les colore avec du carmin de la façon suivante, qui donne de très-beaux résultats. Après avoir usé à une épaisseur convenable une lamelle d'os, je la fais macérer pendant quelques heures dans une solution ammoniacale de carmin ; je la polis ensuite sur ses deux faces. De cette façon les canaux de Havers restent seuls colorés.

Le cancer encéphaloïde des os est quelquefois précédé d'une hypertrophie interstitielle, comme on le verra plus loin. Si l'on s'en tenait à l'examen à l'œil nu on pourrait confondre cette lésion avec une autre fort intéressante figurée par Virchow dans son traité des tumeurs, et dont j'ai présenté, à la Société anatomique (*Compte rendu,* 1863), un spécimen que j'avais recueilli dans le service de M. Gosselin ; je veux parler de la calcification de la moelle du tissu spongieux dans le sarcome des os ; je donnerai plus loin les caractères de cette modification.

On trouve décrites dans les anciens auteurs, sous le nom d'*exostoses,* diverses espèces de productions péri-osseuses, entre autres les enchondromes, ayant leur point de départ dans le tissu osseux, et les aiguilles calcaires du sarcome des os. Les enchondromes méritent d'autant moins d'être rangés dans la classe des exostoses qu'ils s'ossifient très-rarement.

d. *Cal.* — Les modifications qui surviennent dans

les fractures ne sont pas toujours identiques, quand bien même la solidification est régulière.

En effet, il m'a semblé que l'ossification cicatricielle se fait par deux procédés différents. Dans les fractures compliquées de plaie, la réunion des deux fragments se produit par une ossification directe de la substance médullaire, à mesure qu'elle prolifère sous l'influence de l'irritation, absolument comme dans le cas d'ostéite hypertrophiante. J'ai vu ce travail à son début, dans un cas de fracture compliquée du tibia déjà cité. J'ai essayé de m'éclairer par des expériences sur les animaux, soit en leur faisant des fractures compliquées, soit en dénudant des os, et en réappliquant ensuite les parties molles d'abord divisées. Et, dans ces deux cas, j'ai assisté à la formation rapide d'aiguilles osseuses au sein de nombreuses cellules médullaires à divers degrés d'évolution. Mais je n'ai jamais vu se développer du tissu cartilagineux dans le tissu fibreux avoisinant, dans ce cas, le foyer de la fracture. Il ne se forme pas non plus de tissu cartilagineux dans les portions fibreuses avoisinant les dénudations osseuses liées à l'ostéite, à la nécrose et à la carie.

Dans les fractures non compliquées de plaie, mais avec déchirure du périoste et contusion des portions molles circonvoisines, on voit le périoste, le tissu fibreux et cellulaire intermusculaire, subir la transformation cartilagineuse de la manière suivante : les corpuscules de tissu conjonctif prolifèrent d'abord; la substance intercellulaire (fibres l amineuses) se dissout de telle sorte, qu'on trouve dans une trame formée par des fibres élastiques, des cellules globuleuses ou légèrement allongées, se touchant les unes les autres. Ces cellules sécrètent alors une nouvelle substance intercellulaire qui présente tous les caractères de la substance fondamentale du cartilage. Cette transformation ne marche pas également dans tous les points, de telle sorte que, sur une même préparation, on peut suivre le processus dans tous ses détails. Elle commence par les couches les plus voisines de l'os, et de là elle s'étend entre les muscles; elle gagne même les faisceaux secondaires. Sur certaines préparations, on peut même voir des îlots de jeunes capsules de cartilage entre les faisceaux musculaires. Ces modifications se font avec une rapidité assez grande, puisque je les ai constatées sur la patte d'un lapin auquel j'avais fracturé le tibia neuf jours auparavant. Je n'ai pas eu l'occasion de les étudier chez l'homme.

En même temps que les parties circonvoisines à la fracture subissent ces modifications, il s'en produit d'analogues dans la moelle centrale, seulement elles se font plus ou moins rapidement suivant l'âge de l'animal. S'il est jeune, elles sont rapides, et l'on voit la moelle se transformer directement en cartilage ou en tissu sarcomateux. S'il est plus avancé en âge, la moelle adipeuse subit une première modification; les cellules qui la constituent se débarrassent de leur graisse, prolifèrent,

redeviennent jeunes, et les choses se passent ensuite comme dans le premier cas.

Du dixième au onzième jour, chez le lapin, il
survient une calcification qui envahit par îlots les
parties devenues cartilagineuses, et en font un tout
résistant.

C'est le cal provisoire de Dupuytren qui, comme
on le voit, a une réalité anatomique; alors commence autour de l'os un travail fort important que
je n'ai pas encore pu suivre dans tous ses détails et
à toutes ses périodes, mais sur lequel j'ai néan-
moins quelques données certaines.

Tant que le cal est cartilagineux, il est fondu
avec le périoste, et l'os s'en détache avec facilité.
Quand le véritable travail d'ossification commence,
une adhérence s'établit, et voici de quelle manière :
les canaux vasculaires de la surface de l'os s'agrandissent; on trouve alors dans leur intérieur une
grande quantité de cellules. De cette façon, des espaces médullaires plus considérables se forment, et
s'étendent bientôt du côté du cal cartilagineux calcifié, par dissolution de la substance fondamentale
de celui-ci. Les cellules deviennent libres ainsi dans
des espaces médullaires qui, petit à petit, sillon-
nent la portion la plus voisine de l'os ancien; tandis que les parties plus éloignées qui ne subissent
pas le véritable travail d'ossification, et qui sont
simplement calcifiées, se résorbent. Ce sont celles-
ci qui constitueraient le cal provisoire, à l'existence
duquel je crois donc, malgré les attaques nom-

breuses que, dans ces derniers temps, on a dirigées contre lui. Seulement ce cal sera d'autant plus considérable, que la contusion produite par les fragments aura été plus étendue au moment de l'accident ou après, si le membre fracturé n'est pas convenablement maintenu.

La résorption des parties calcifiées, quand elles n'ont pas subi la transformation osseuse, peut rendre compte, en partie du moins, des atrophies considérables qui surviennent dans les membres qui ont été le siége de fractures.

La différence entre les deux formes de réunion osseuse pourrait prêter à quelques considérations importantes ; mais, comme mes études à ce sujet ne sont pas encore complètes, je me contente aujourd'hui de signaler ces faits sans en tirer aucune conclusion.

J'ajouterai seulement que j'ai fait une expérience pour juger du rôle de l'inflammation suppurative sur un cal calcifié. Au douzième jour d'une fracture faite sur un lapin, j'ai fait une amputation dans le cal, de manière à en enlever la moitié seulement. Dix jours après, c'est-à-dire le vingt-deuxième jour de la fracture, l'animal étant mort, j'ai vu que l'ossification avait marché au milieu du tissu cartilagineux calcifié, comme dans le cas où on a laissé le cal suivre sa marche habituelle.

III. — *Modifications qui se montrent dans le tissu osseux et dans la moelle une fois formés.*

1° Modifications du tissu osseux.

Dissolution de la substance osseuse. — Elle se produit dans deux conditions différentes.

a. Quand il y a hyperplasie ou hétéroplasie des éléments médullaires (ostéite simple ou suppurée, sarcome, lipome, tubercules, cancers). Les canaux de Havers sont alors agrandis, souvent ils arrivent à communiquer les uns avec les autres, en donnant lieu, suivant le cas, à des espaces plus ou moins considérables ayant des formes très-variables. Les systèmes de lamelles sont coupés irrégulièrement de manière que les portions qui en restent figurent des sections de cercle, dont les éléments paraissent intacts. Il m'a toujours été impossible de distinguer aucune altération dans les parties conservées de la substance osseuse, de telle sorte que je ne peux rien dire sur le processus de cette dissolution. Je l'ai pourtant observée dans des cas très-nombreux, et je l'ai souvent reproduite sur des animaux en leur faisant subir des mutilations portant sur les os, dénudations, amputations et fractures compliquées. Sur les moignons d'amputés qui ont été le siége d'une suppuration de longue durée (un mois, par exemple), on trouve l'ostéite sous toutes ses formes élémentaires, productions osseuses périphériques, raréfaction du tissu osseux, quelquefois nécrose avec séquestre en voie d'élimination. Je me suis expliqué sur les nouvelles formations osseuses; la raréfaction du tissu osseux tient à une prolifération de la moelle accompagnée de la dissolution de la substance osseuse et de la mise en liberté des corpuscules osseux, qui reviennent à l'état médullaire et peuvent alors concourir à la formation des granulations et des cellules de pus.

La nécrose doit tenir soit à des oblitérations vasculaires, d'autant plus faciles que les vaisseaux sont maintenus par une paroi résistante, et d'autant plus importantes, que, dans les os, une nouvelle circulation s'établit difficilement, soit au rétrécissement des canaux de Havers (fait constaté). L'élimination des séquestres se fait par dissolution de la substance osseuse et la formation de granulations médullaires qui arrivent à se rejoindre tout autour de la portion à éliminer. Ces granulations sont formées par un tissu mou, riche en mucine, comme l'indique Virchow, formé de cellules rondes et allongées provenant de l'hyperplasie médullaire.

La description qui vient d'être faite de l'extrémité osseuse d'un moignon d'amputé trouvera son application à propos de toutes les productions dites hétérologues du tissu osseux.

Dans le cas où les os sont usés par une tumeur pulsatile développée dans le voisinage, la dissolution de la substance osseuse s'opère encore sans

qu'on puisse suivre aucune altération de cette substance, et des corpuscules tant qu'ils y sont contenus.

Quand un os atteint d'ostéite a été raréfié, peut-
il reprendre son ancienne structure ? La clinique
répond affirmativement, et l'anatomie microscopique montre comment le fait se produit. En effet,
sur les os qui ont été longtemps enflammés, on
peut observer un fait très-curieux qui se voit très-
bien sur le maxillaire inférieur atteint de nécrose
phosphorée. Les systèmes de lamelles qui ont été
coupés par l'ostéite raréfiante se montrent encore
avec leur irrégularité de forme, tandis que les pertes
anciennes de substance sont comblées par de nouveaux canaux entourés de leurs systèmes de lamelles
réguliers.

b. Dans les extrémités osseuses correspondant
aux tumeurs blanches, et dans la maladie connue
sous le nom de *carie*, on rencontre une transformation granulo-graisseuse des corpuscules osseux et
de la substance fondamentale correspondante. Cette
transformation aboutit à la dissolution progressive
de l'os et quelquefois à la nécrose. Il y a, entre le
processus de ces lésions et celui qui a été décrit pour
les cartilages des tumeurs blanches, une telle ressemblance, que je me serais dispensé d'une description spéciale, si cette transformation graisseuse n'é-
tait pas la seule modification pathologique que j'aie
jamais vue dans les cellules osseuses quand elles sont
encore renfermées dans leur substance fondamentale. Je crois du reste que ce qui paraît ici une ex-

ception pourrait bien être la règle, c'est-à-dire que,
tant qu'un élément cellulaire reste emprisonné dans
sa substance fondamentale (tissu osseux, cartilagineux et fibreux), il ne peut donner naissance qu'à
des cellules de même forme, et ne subit que des
modifications nutritives parmi lesquelles doivent
être rangés les phénomènes régressifs. Je serais
donc porté à croire que, chaque fois qu'un tissu
produit un autre tissu différent de lui-même (hétéroplasie), il faut que les cellules de ce premier tissu
reviennent à l'état embryonnaire, pour que, sous la
direction d'un nouveau mouvement organique, elles
puissent subir les modifications nécessaires à la
formation d'une nouvelle substance fondamentale
ou continuer une certaine prolifération (sarcome,
cancer, tubercule). Mais je n'ose rien affirmer à ce
sujet, car mon expérience n'est pas encore complète, et j'espère vérifier plus tard cette hypothèse
avec de nouveaux faits.

La transformation graisseuse des cellules osseuses
doit être considérée comme un phénomène régres-
sif ; elle se montre avec des caractères très-précis :
des granulations se déposent dans les ostéoplastes
et dans la substance fondamentale en même temps
ou peu après. Celle-ci se ramollit et perd sa structure lamellaire. Les corpuscules osseux augmentent
alors de dimension, deviennent globuleux et leurs
canalicules disparaissent. Quand survient une inflammation suppurative dans ce tissu ainsi modifié,
elle y produit des phénomènes dignes d'attention

qu'on a souvent l'occasion d'étudier, car les sujets qui les présentent ne sont pas rares.

1° L'élimination de la substance modifiée semble se faire par petits fragments sous l'influence d'un bourgeonnement de la moelle (granulations). Ce qui vient à l'appui de cette opinion, c'est que l'on trouve, au milieu de ces granulations, des fragments de substance osseuse modifiée.

2° Un séquestre volumineux peut être éliminé, ce séquestre présentant les lésions caractéristiques ; c'est-à-dire des corpuscules osseux remplis de granulations graisseuses. On trouve à la place qu'il occupait une cavité à parois irrégulières tapissée de matière fongueuse.

3° Les parties malades sont éliminées en partie, les autres pouvant être modifiées d'une manière favorable. On a vu, en effet, qu'un certain degré d'inflammation pouvait amener une hyperplasie osseuse interstitielle. Elle peut se produire encore ici, et le procédé de M. Chassaignac, qui consiste à irriter directement la substance osseuse avec des tubes de caoutchouc passés dans les os cariés, est certainement le plus logique, anatomiquement parlant. Du reste, j'ai été témoin de très-beaux résultats obtenus par cette méthode dans les caries du calcanéum. L'os ramolli ne pouvait supporter le poids du corps; quelques mois après l'opération, les malades pouvaient se servir de leur membre, bien que les tubes fussent encore en place.

2° Modifications du tissu médullaire.

Les modifications que la substance médullaire des os peut présenter sont nombreuses, car cette substance est peut-être, de tous les tissus de l'organisme, celui qui se trouve dans les meilleures conditions pour subir des altérations rapides, surtout quand les cellules qui le constituent n'ont pas éprouvé encore des changements qui les rendent plus fixes. Cette facile altérabilité du tissu médullaire explique la diversité des affections osseuses qui occupent une si large place dans la nosologie chirurgicale.

Modifications nutritives de la moelle. — Les modifications nutritives que subissent les cellules médullaires sont la transformation adipeuse, la transformation granulo-graisseuse et la calcification.

a. La transformation adipeuse des cellules médullaires est normale dans les os longs, leurs épiphyses et la plupart des os courts ; on peut la considérer comme une sorte de momification de ces cellules qui enraye leurs fonctions génératrices. Elle est en rapport avec les fonctions de protection qui sont dévolues à la moelle des os dans le canal médullaire et dans les aréoles du tissu spongieux. Les cellules adipeuses de la moelle peuvent être comparées à celles du tissu cellulaire sous-cutané. Leur forme et leurs propriétés sont identiques et elles se comportent de la même façon sous la même influence pathologique. Ainsi l'émaciation, qui enlève aux cellules adipeuses des couches profondes du derme une partie de leur graisse, a une action identique sur les cellules adipeuses de la moelle des os ; c'est ainsi qu'est produite la moelle dite gélatiniforme.

Les irritations phlegmasiques ou autres du tissu cellulaire sous-cutané font disparaître la graisse des cellules adipeuses qu'il renferme, et celles-ci prolifèrent alors pour former des éléments nouveaux semblables ou différents de ceux qui constituent le tissu conjonctif ; on a déjà vu que, dans les mêmes conditions, les mêmes phénomènes se produisent dans les cellules adipeuses de la moelle. Ce fait ressortira bien mieux encore quand il sera question des hétéroplasies médullaires.

La transformation adipeuse de la moelle peut se montrer à l'état pathologique pour former le lipome des os ; j'ai observé en 1862, à l'hôpital de la Pitié, une tumeur de cette nature développée dans le fémur. La diaphyse de l'os était transformée en un tissu creusé de larges aréoles remplies de masses lipomateuses. Les trabécules osseuses étaient fort minces ; les corpuscules osseux qu'elles contenaient ne m'ont pas paru avoir subi d'altérations. Les cellules adipeuses contenues dans les aréoles étaient volumineuses ; j'ai vainement recherché des cellules médullaires jeunes au milieu ou à la limite des lobules graisseux. Il n'est donc pas possible de dire si, dans ce cas, les médullocelles ont subi l'hyperplasie simple avant de se transformer en cellules adipeuses.

b. La *transformation granulo-graisseuse* est rare dans les cellules médullaires quand il n'y a pas eu suppuration. Et quand celle-ci existe dans les aréoles osseuses, on ne sait pas si la cellule chargée de granulations qu'on observe est une cellule médullaire ou un corpuscule de pus. Pourtant j'ai rencontré la transformation granulo-graisseuse dans l'extrémité supérieure du fémur d'un jeune sujet atteint d'une coxalgie, sans qu'il y eût apparence de suppuration. Cette transformation de la moelle coïncidait du reste avec une modification semblable du cartilage épiphysaire et des trabécules osseuses.

Je répète ici ce que j'ai dit à propos des cartilages sur cette transformation granulo-graisseuse; elle aboutit à la destruction des éléments anatomiques, tandis que l'adiposité laisse vivre les cellules qui en sont le siége.

c. J'ai observé un cas de *calcification* directe de la moelle contenue dans les aréoles spongieuses de l'extrémité supérieure du tibia dans un cas de sarcome.

Les éléments médullaires calcifiés formaient une masse compacte; de telle sorte qu'on aurait pu croire à une éburnation vraie, et qu'il était possible, à l'aide de la meule ou de la pierre ponce, de préparer des coupes de la substance osseuse dans laquelle on retrouvait les trabécules des tissus osseux parfaitement conservés et, entre elles, une substance dure qui ne s'était nullement désagrégée. Cette substance, dans laquelle on ne reconnaissait aucun élément anatomique, était opaque par transparence et formée de granulations calcaires distinctes. L'action de l'acide chlorhydrique ou de l'acide acétique avait pour résultat de rendre transparente cette substance opaque et d'y déceler des médullocelles et des myéloplaxes.

Modifications de la moelle dépendant de la génération de ses éléments cellulaires produisant des cellules semblables ou différentes d'elles-mêmes. — Dès que les cellules médullaires sont formées, elles prolifèrent avec une grande activité, comme il a été dit plus haut; je ne reviendrai pas sur cette hyperplasie physiologique.

A propos des formes de l'ostéite, j'ai montré aussi que, lorsqu'une cause d'irritation quelconque portait sur un os, il y avait d'abord hyperplasie des médullocelles; j'ai cité un cas de fracture de la clavicule au cinquième jour dans lequel il y avait, sous le périoste, une couche pulpeuse épaisse de plusieurs millimètres, constituée presque entièrement par des médullocelles et des myéloplaxes libres dans une faible quantité de liquide. C'est cette couche qui aurait fourni plus tard les matériaux de l'ossification. M. Ollier a donc raisonné d'une façon parfaitement juste quand, dans son dernier mémoire (*Journal de physiologie*, 1863), il propose d'irriter un os avant d'en pratiquer la résection sous-périostique, pour assurer le succès de l'opération.

Le développement des produits hétéroplastiques est habituellement précédé d'une prolifération simple des éléments médullaires, qui, pendant un certain temps, produit quelquefois une ostéite hypertrophiante interstitielle. C'est ce que j'ai observé dernièrement encore dans un cas de cancer encéphaloïde de la colonne vertébrale, où les granulations cancéreuses étaient précédées, dans leur apparition, par une condensation vraie ou éburnation du tissu spongieux. Certains corps vertébraux étaient simplement éburnés, tandis que sur d'autres on voyait des granulations cancéreuses se former soit à la surface soit dans l'intérieur de ces os.

Je n'ai pas besoin de revenir sur les phénomènes de l'ossification aux dépens de la moelle; je les ai décrits longuement; j'ai parlé aussi, à propos du cal, de la transformation cartilagineuse des cellules médullaires; j'ajouterai que souvent les enchondromes débutent par les aréoles du tissu spongieux ou par le canal central des os longs. La déviation pathologique continuant son action sur le cartilage ainsi formé, il n'est pas surprenant qu'il s'ossifie avec difficulté. Aussi les ossifications des enchondromes sont-elles très-rares, quand bien même il y a calcification partielle des nouveaux tissus.

La transformation fibreuse de la moelle, comme on l'a déjà vu, se montre dans le rachitisme et dans l'ostéomalacie. Les cellules fusiformes qui se développent habituellement dans les espaces médullaires peuvent être considérées comme le premier degré de cette transformation.

La formation du pus aux dépens de la moelle est un fait qui me semble bien établi, car, dans certains cas d'otéite juxta-épiphysaire limitée chez les enfants, les aréoles du tissu spongieux ne renfermaient plus de médullocelles, mais seulement des globules de pus, comme j'ai eu l'occasion de le voir récemment encore sur une pièce que M. Meuriot, interne de M. Marjolin, m'avait apportée.

Étant interne chez M. Gosselin, j'ai pu examiner pendant plusieurs jours le pus qui s'échappait de l'extrémité supérieure du fémur chez une jeune fille à laquelle on avait pratiqué la résection de la tête fémorale pour une coxalgie. Ce pus renfermait des éléments uni-nucléaires en abondance, semblables aux médullocelles, des globules purulents complétement développés et des cellules intermédiaires comme forme. En un mot, le pus se produit dans la moelle jeune des os, comme à la surface des muqueuses, aux dépens des cellules épithéliales; dans l'un et l'autre cas, on peut saisir toutes les modifications intermédiaires entre les cellules formatrices et les globules purulents. Dans ces deux cas, du reste, le pus est un produit d'éléments cellulaires libres, c'est-à-dire, non entourés de substance fondamentale. Quand la suppuration s'établit dans un os dont la moelle est adipeuse, les cellules de celle-ci reviennent à l'état embryonnaire avant de subir la transformation purulente , comme il a été établi plus haut.

Le sarcome, le cancer et les tubercules, n'offrent pas dans le tissu osseux des formes élémentaires différentes de celles qu'ils présentent dans les autres tissus de l'organisme. Aussi ne reviendrai-je pas ici sur la forme générale des éléments sarcomateux, cancéreux et tuberculeux , à moins que cela ne soit nécessaire dans l'exposition des faits. Les modifications que ces produits pathologiques font éprouver au tissu osseux, au milieu duquel ils se développent, ne sont jamais que la dissolution simple de la substance fondamentale , telle qu'elle a été indiquée ; c'est-à-dire que je n'ai jamais pu saisir, dans les corpuscules osseux et les systèmes de lamelles sectionnées, confinant aux masses morbides, des altérations qui pussent en rien faire supposer la nature de ces masses , qu'elles aient été enlevées par un procédé mécanique ou par la macération. En un mot, le tissu osseux ne se transforme directement ni en tubercule, ni en sarcome, ni en cancer ; car, s'il en était ainsi, on pourrait voir, dans les éléments cellulaires du tissu osseux qui touchent aux produits pathologiques, des altérations qui leur donneraient une forme analogue à celles des éléments du sarcome, du cancer ou du tubercule.

Le sarcome des os (tumeur fibro-plastique, — tumeur pulsatile des os, etc.) est caractérisé par des cellules fusiformes plus ou moins allongées, entre lesquelles ne se voit aucune substance fondamentale. Souvent, dans les os, aux cellules précédentes sont mélangés des éléments de la moelle qui n'ont pas subi la transformation sarcomateuse, c'est-à-dire des médullocellès et des myéloplaxes. Ces cellules sont en quantité variable et quelquefois si abondantes qu'elles forment la plus grande partie de la tumeur ; mais, jusqu'à présent, dans les pièces assez nombreuses que j'ai examinées, je n'ai jamais trouvé ni myéloplaxes sans sarcome, ni sarcome sans myéloplaxes. M. E. Nélaton, dans son importante thèse inaugurale, faite sur ce genre de tumeurs, en rapporte un très-grand nombre d'observations, et la combinaison habituelle des deux éléments médullaires et sarcomateux résulte du dépouillement de ces observations.

Les myéloplaxes sont ordinairement plus abondants dans les portions de la tumeur qui avoisinent l'os ; tantôt ils sont dispersés au milieu des cellules sarcomateuses, tantôt ils forment de petites masses distinctes, comme je l'ai observé dans un sarcome du tibia développé dans un cal ancien, pour lequel M. Bauchet pratiqua la résection de l'os. La tumeur récidiva, et M. Bauchet fût forcé d'en venir à l'amputation. J'ai examiné la seconde tumeur : elle était en tout semblable à la première (1).

Les sarcomes des os présentent souvent des calcifications de leur tissu sous forme d'aiguilles, qui

(1) Société de chirurgie et Société anatomique, 1864.

quelquefois ont été prises pour de l'os véritable, il y a
là seulement une grossière analogie. Au microscope,
on trouve parfois mêlées aux granulations calcaires
des granulations graisseuses; dans ce cas, comme
dans beaucoup d'autres, la calcification et la transformation granulo-graisseuse sont deux phénomènes régressifs qui marchent de pair et qui
aboutissent tous les deux à la disparition des éléments qui en sont le siége.

Généralement le sarcome ne commence pas par
un seul point de l'os; il envahit à la fois le canal
médullaire, les couches sous-périostiques et le tissu
osseux lui-même. Dans ce dernier, il débute par
une hyperplasie simple : les canaux vasculaires
sont agrandis comme dans l'ostéite raréfiante et ne
contiennent que des cellules médullaires. Mais
bientôt ces cellules s'allongent et forment, par leur
réunion, des granulations qui augmentent peu à
peu d'étendue et arrivent à se fondre avec des
granulations voisines, de manière à former des
masses plus considérables. De cette façon sont
constituées ces énormes tumeurs qui arrivent à
résorber l'os dans toute son épaisseur.

Quand une fracture est produite au sein de la
masse morbide, elle y détermine des modifications
fort importantes; il y a une tentative d'ossification;
les cellules fusiformes sécrètent de la substance cartilagineuse qui les isole les unes des autres, et la
calcification de ce tissu cartilagineux se fait rapidement; j'ai observé l'année dernière un cas de ce

genre pour lequel M. A. Guérin fit l'amputation du membre malade.

Toutes les variétés de *cancers* peuvent se développer dans les os; ils peuvent y être primitifs, les gagner après avoir débuté dans un organe voisin, ou s'y produire à la suite de la généralisation de l'affection cancéreuse. Dans ces divers cas, le cancer n'a pas au début les alvéoles caractéristiques qui se forment seulement alors que la masse morbide a une certaine étendue. On a vu plus haut que le cancer primitif commence quelquefois par une ostéite hypertrophique interstitielle.

Quand le cancer développé dans le tissu spongieux n'est pas encore très-avancé, on peut sur une même coupe suivre le processus dans tous ses détails. Les aréoles les plus éloignées du centre morbide contiennent de la moelle adipeuse; un peu plus près la moelle est embryonnaire; enfin, quand survient la prolifération cancéreuse caractérisée par l'accroissement que prennent les éléments cellulaires, les trabécules osseuses commencent à se dissoudre, et les auréoles s'ouvrent bientôt les unes dans les autres. Les cellules qui confinent au tissu osseux en voie de dissolution sont plus petites que celles qui se trouvent au centre des granulations cancéreuses ainsi formées. Cette disposition semblerait prouver que les cellules osseuses, une fois débarrassées de leur substance fondamentale, concourent à la formation des cellules cancéreuses.

Les *tubercules* des os se présentent sous deux

états : les granulations transparentes et les masses opaques; il est probable qu'ici comme dans les autres organes, la granulation grise n'est que le premier degré de l'affection, car les masses opaques ne sont constituées que par des éléments régressifs semblables à ceux qu'on trouve dans le tubercule du poumon.

Les granulations tuberculeuses ont sur le tissu osseux une action analogue à celles des granulations inflammatoires, sarcomateuses ou cancéreuses; c'est-à-dire qu'elles arrivent, en dissolvant les trabécules, à se fondre pour constituer des masses plus volumineuses. Seulement ici le travail pathologique est limité à une moins grande étendue, et il survient en même temps un travail ulcératif indépendant de la dégénérescence elle-même, se produisant sous l'influence d'une inflammation qui détermine des désordres parfois très-étendus, tels qu'on les voit dans le mal de Pott.

RÉSUMÉ.

1. Le tissu osseux n'est pas une simple modification des tissus au sein desquels il se développe.

2. Il faut distinguer l'ossification de la calcification, car dans l'une il y a formation d'un tissu nouveau (hétéroplastie physiologique), tandis que dans l'autre il y a simplement modification de nutrition.

3. Le tissu osseux se forme dans le cartilage et dans le tissu fibreux suivant la même loi générale.

4. Deux phases principales doivent être distinguées dans le travail d'ossification : une première dans laquelle la substance fondamentale des tissus fibreux et cartilagineux se dissout, les cellules deviennent libres, prolifèrent et forment ainsi des cellules de la moelle embryonnaire. La seconde phase est caractérisée par la transformation des cellules médullaires en ostéoplastes radiés et par la formation d'une substance intercellulaire nouvelle, la substance osseuse.

5. Dans les cartilages d'ossification la trame ostéoïde primitive (qu'il ne faut pas confondre avec la trame osseuse vraie) est formée par la substance fondamentale du cartilage infiltrée de sels calcaires. Cette trame est résorbée à mesure que l'ossification se complète par l'apposition de couches successives constituées par des ostéoplastes et de la substance fondamentale.

6. Cette manière de voir sur l'ossification en général est confirmée par l'examen des phénomènes qui se passent dans les cartilages diarthrodiaux, lors de la formation de la lame osseuse sous-chondrale du rhumatisme noueux et de l'arthrite sèche.

7. L'accroissement des os en épaisseur n'est pas dû à l'ossification d'une couche qui serait sécrétée par le périoste ; car le périoste ne reproduit pas cette couche nommée improprement blastème sous-périostique.

8. La couche d'ossification sous-périostique est

constituée par des cellules médullaires. L'autoplastie périostique et les résections sous-périostées ne doivent donc réussir que lorsque ces cellules sont conservées.

9. On peut extirper à plusieurs reprises le périoste d'un os en voie de croissance et racler chaque fois la surface de cet os sans entraver son développement.

10. Il y a une différence capitale entre les lésions élémentaires des cartilages dans le rhumatisme aigu ou chronique (rhumatisme noueux, arthrite sèche) et celles que l'on trouve dans les tumeurs blanches. Les unes dépendent d'une activité plus grande des cellules cartilagineuses, les autres sont constituées par une transformation granulo-graisseuse de ces cellules (régression et nécrobiose graisseuses).

11. Le tissu spongoïde rachitique ne doit pas être considéré comme un tissu osseux imparfait ; car il est formé simplement par des capsules secondaires calcifiées et ne contient ni corpulcules osseux ni systèmes de lamelles. Et les cellules ratatinées qui s'y rencontrent ne rappellent en rien par leur groupement la distribution régulière des ostéoplastes.

12. L'ostéite hypertrophiante périphérique intra-médullaire ou interstitielle est toujours le résultat de l'ossification directe de la substance médullaire, dont les cellules ont proliféré sous l'influence de l'irritation.

13. Le cal provisoire de Dupuytren a une exis-

tence réelle, car les portions cartilagineuses du cal primitif qui ont été calcifiées et qui n'ont pas subi le travail de l'ossification se résorbent.

14. La seule altération que j'aie jamais rencontrée dans les corpuscules osseux est la dégénérescence granulo-graisseuse (tumeurs blanches et carie).

15. Sous l'influence d'une prolifération simple ou hétéroplastique de la moelle contenue dans les canaux de Havers et dans les aréoles du tissu spongieux, on voit souvent la substance osseuse se résorber, et les cellules osseuses devenir libres dans les espaces médullaires. Ce phénomène se produit sans qu'on puisse observer aucune altération primitive dans les ostéoplastes et la substance osseuse.

16. La substance médullaire ancienne ou nouvellement formée est l'origine de presque toutes les affections des os (pus, granulations phlegmasiques, sarcome, cancer, tubercules).

17. Les cellules adipeuses de la moelle des os, comme les cellules adipeuses du tissu cellulaire sous-cutané, peuvent, sous l'influence de l'irritation, perdre la graisse qu'elles contiennent. Elles passent alors à l'état de cellules de la moelle embryonnaire.

18. Le tissu osseux ne peut donc donner directement naissance à des tissus différents de lui-même. Le résultat de cette observation et de quelques autres peut suggérer l'hypothèse suivante (hypothèse qui

n'a pas encore reçu vérification suffisante) : — pour qu'un tissu puisse former un tissu différent de lui-même (hétéroplasie physiologique et pathologique), il faut que ses éléments cellulaires se débarrassent de la substance fondamentale qui les entoure, deviennent libres et se rapprochent des cellules de l'embryon, qui, comme on le sait, sont le point de départ de tous les tissus de l'organisme.

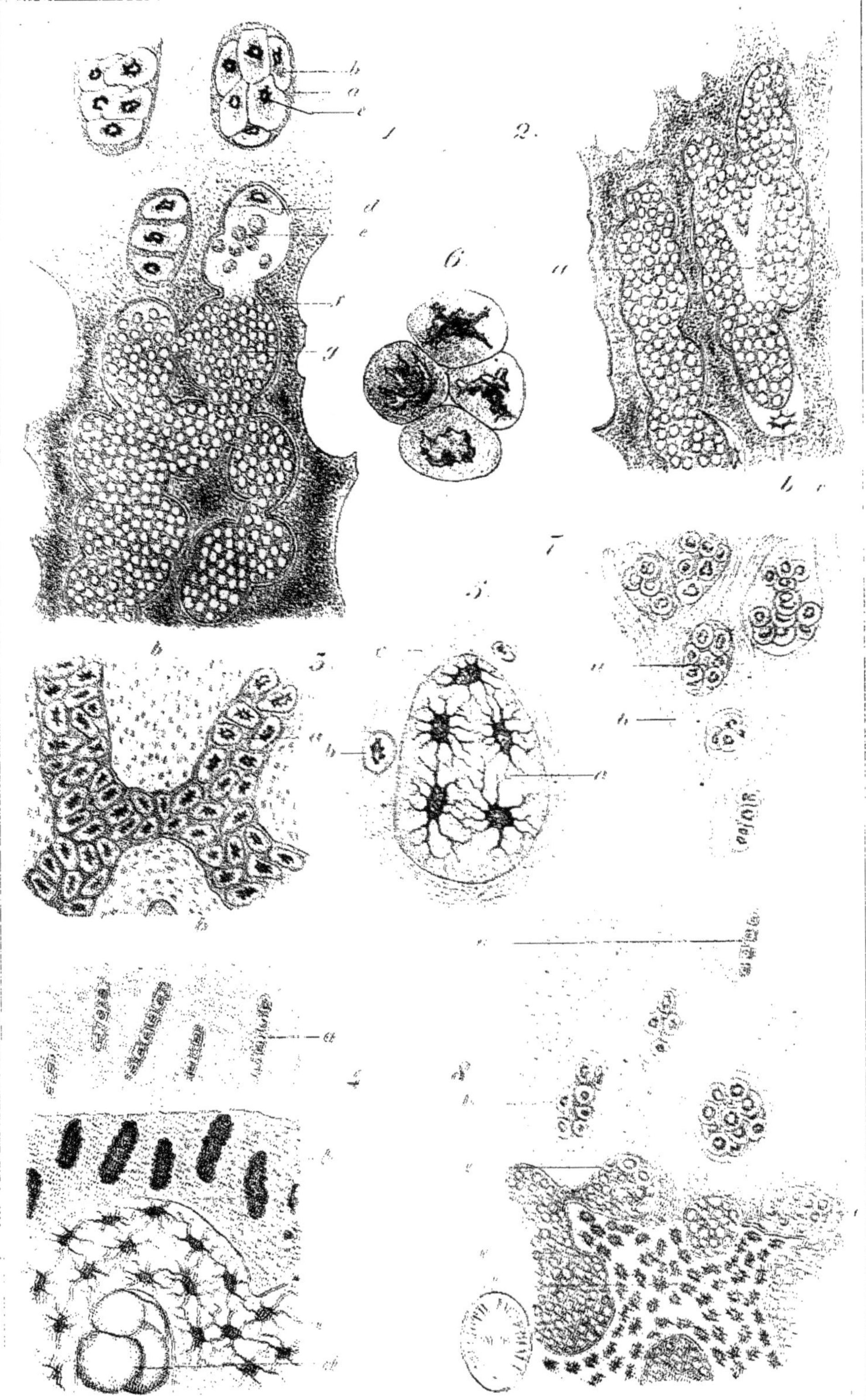

EXPLICATION DES FIGURES

FIGURE Ire. — Formation de la trame ostéoïde et des cavités médullaires dans le cartilage d'ossification (astragale, fœtus de 7 mois ; acide chromique. — 200 diam.).

> *a*, grande capsule ou capsule mère, contenant des capsules secondaires *b*, dans chacune desquelles se trouve une cellule *c*. — *d*, capsule mère s'ouvrant dans les aréoles ou espaces médullaires. — *e*, les capsules secondaires sont dissoutes et les cellules prolifèrent. — *f*, tubercules et ostéoïdes formées par la substance intercapsulaire infiltrée de granulations calcaires. — *g*, la prolifération des cellules est plus active et donne des cellules de la moelle.

FIGURE II. — Formation des ostéoplastes et de la substance osseuse vraie (extrémité inférieure d'un nouveau-né ; acide chromique. — 200 diam.).

> *a*, vaisseaux. — *b*, ostéoplaste radié, entouré d'une couche nouvelle transparente. — *c*, trabécules ostéoïdes primitives ne contenant qu'un élément cellulaire et dans lesquelles on distingue des granulations calcaires opaques.

FIGURE III. — Tissu spongoïde rachitique (extrémité inférieure du fémur ; acide acétique. — 200 diam.).

> *a*, trabécules formées par des capsules secondaires calcifiées. — *b*, espaces médullaires contenant du tissu fibreux.

FIGURE IV. — Union de l'os et du cartilage chez l'adulte. — (300 diam.)

> *a*, capsules ordinaires des cartilages diarthrodiaux contenues dans une substance fondamentale transparente. — *b*, couche intermédiaire formée de substance fondamentale contenant quelques granulations calcaires et de capsules calcifiées. — *c*, couche osseuse. — *d*, moelle.

Figure V. — Chondrome à trame fibreuse développé dans le tissu cellulaire sous-cutané. — (200 diam.)

    a, grande capsule mère contenant des cellules ramifiées dont les canalicules sont anastomosés. — *b*, petites capsules simples. — *c*, trame fibreuse.

Figure VI. — Capsules secondaires de la couche de prolifération des cartilages d'ossification (600 diam.). — Ces capsules contiennent des cellules ratatinées de diverses façons.

Figure VII. — Rhumatisme noueux (cartilage diarthrodial de l'extrémité inférieure du fémur ; acide chromique. — 300 diam.).

    a, capsule mère remplie de capsules secondaires venant s'ouvrir dans l'articulation. — *b*, substance fondamentale segmentée.

Figure VIII. — Portion du même cartilage au voisinage de l'os.

    a, capsule simple. — *b*, capsule en prolifération. — *c*, capsule vidant son contenu dans les espaces médullaires du tissu spongieux. — *d*, tissu osseux de nouvelle formation. — *e*, moelle jeune ou embryonnaire.